QUELQUES RENSEIGNEMENTS

SUR LE

VERRES DE LUNETTES

ET LEUR EMPLOI

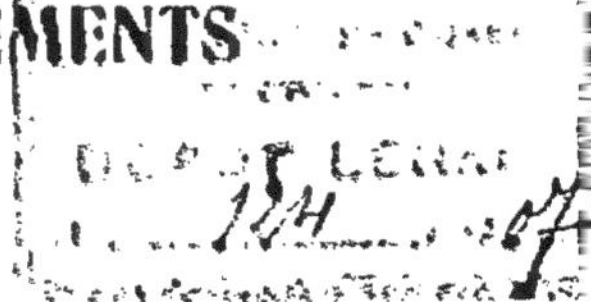

PAR

Le Docteur M. DUFOUR

Ancien élève de l'École normale supérieure
Agrégé de l'Université
Ancien assistant à la clinique nationale des Quinze-Vingts

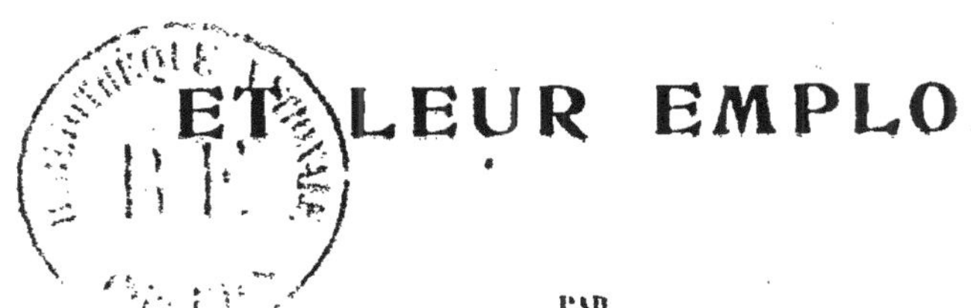

PARIS

A. MALOINE, ÉDITEUR

25-27, RUE DE L'ÉCOLE-DE-MÉDECINE, 25-27

1907

QUELQUES RENSEIGNEMENTS

SUR LES

VERRES DE LUNETTES

ET LEUR EMPLOI.

QUELQUES RENSEIGNEMENTS

SUR LES

VERRES DE LUNETTES

ET LEUR EMPLOI

PAR

Le Docteur M. DUFOUR

Ancien élève de l'École normale supérieure
Agrégé de l'Université
Ancien assistant à la clinique nationale des Quinze-Vingts

———— ❋ ————

PARIS

A. MALOINE, ÉDITEUR

25-27, RUE DE L'ÉCOLE-DE-MÉDECINE, 25-27

—

1907

QUELQUES RENSEIGNEMENTS

SUR LES

VERRES DE LUNETTES
ET LEUR EMPLOI

L'art de remédier aux défauts de la vue en plaçant devant l'œil un verre approprié remonte à une haute antiquité ; on sait que depuis deux mille ans les Chinois font usage de verres convexes, et l'histoire de l'émeraude à travers laquelle Néron, qui était myope, suivait les jeux du cirque semble montrer que l'action des verres concaves était connue à Rome, bien que leur emploi ne paraisse pas s'y être généralisé. Depuis ces temps reculés, l'art de l'opticien a fait d'immenses progrès ; si le type des montures a varié avec les époques, suivant les caprices de la mode, la forme des verres s'est modifiée à mesure que les théories de l'optique se complétaient et que l'outillage du fabricant se perfectionnait ; aujourd'hui, la série des verres *couramment fabriqués* suffit à corriger d'une façon satisfaisante la plupart des anomalies de la vision rencontrées dans la pratique.

Tout homme est d'ailleurs appelé à porter des lunettes quand, par suite de l'âge, le pouvoir accommodatif de ses yeux est devenu insuffisant pour lui permettre les travaux un peu fins qui exigent la vision de près, et, le plus souvent, c'est entre quarante et cinquante ans qu'il faut recourir aux lunettes. Pourtant, en dehors du cercle restreint des spécialistes et des opticiens, les connaissances relatives à ce sujet sont très peu répandues : elles se réduisent pour la plupart des gens du monde à la simple notion de verre convexe ou concave plus ou moins *fort*. J'ai pensé que je pouvais intéresser les lecteurs en leur exposant d'une façon élémentaire et dégagée de tout appareil mathématique les notions les plus importantes concernant les lunettes [1].

L'œil est comparable à une chambre noire photographique où un objectif produit sur une plaque sensible une image des objets placés devant lui : dans l'œil, la plaque sensible, c'est la rétine, sur laquelle vient se former l'image produite par le passage des rayons lumineux à travers la cornée et le cristallin. Mais dans la chambre noire photographique on peut *mettre au point* successivement des objets placés à des distances différentes en éloignant plus ou moins l'objectif de la plaque sensible, tandis que, dans l'œil de l'homme [2], la distance de la rétine au cristallin est fixe ; et la mise au point pour les objets rapprochés s'obtient par une augmentation de convergence du cristallin ; c'est ce qui constitue *l'accommodation*. On peut comparer l'accommodation à la mise au point d'un appareil photographique à l'aide de bonnettes d'approche.

Grâce à l'accommodation, l'œil peut donc voir nettement et successivement des objets situés à des distances différentes. Le point qu'il peut voir nettement quand son accommodation est relâchée a reçu le nom de *punctum remotum* ; le point qu'il peut voir nettement quand son accommodation est maxima a reçu le nom de *punctum proximum*.

---

1. Les résultats donnés ici sont généralement empruntés à l'*Encyclopédie française d'ophtalmologie* de Lagrange et Valude et au *Handbuch der Augenheilkunde* de Graefe et Saemisch (2e édition). J'ai puisé aussi dans le *Traité de physique biologique* de d'Arsonval, Chauveau, Gariel, etc., et dans le petit volume de George-J. Bull, *Lunettes et pince-nez*.

2. Chez certains animaux des mers profondes, les yeux peuvent s'allonger plus ou moins : ce sont des *yeux télescopiques*.

L'œil *emmétrope* est un œil dont le punctum remotum est, comme on dit, à l'infini ; il voit nettement et sans effort d'accommodation les objets très éloignés, mais il ne peut plus les voir nettement si on place devant lui un verre convergent. L'accommodation lui permet de voir nettement les objets situés entre l'infini et son punctum proximum.

L'œil *myope* est un œil dont le punctum remotum est à distance finie : il ne peut voir nettement, sans verre correcteur, que des objets à distance finie situés entre son punctum remotum et son punctum proximum. Cela peut tenir à une trop grande longueur de l'œil suivant un axe passant par le centre de la cornée (myopie *axile*) ou à une trop grande courbure des surfaces réfringentes, de la cornée en particulier (myopie de *courbure*)[1]. On peut, somme toute, le comparer à une chambre noire photographique trop longue pour son objectif.

L'œil *hypermétrope*, quand son accommodation n'entre pas en jeu, ne peut voir nettement les objets réels placés à aucune distance. Un faisceau de rayons parallèles tombant sur cet œil donne naissance dans le corps vitré à un faisceau réfracté dont le sommet est en arrière de la rétine. Pour que le sommet du faisceau réfracté fût sur la rétine, il faudrait que le faisceau incident, au lieu d'être un faisceau parallèle, fût déjà un faisceau convergent : c'est ce que l'on exprime en disant que le punctum remotum de l'œil hypermétrope est un *point virtuel situé en arrière de l'œil*. Son punctum proximum peut être, suivant les cas, un point virtuel, plus éloigné de l'œil, ou un point réel très éloigné, ou un point à distance finie : dans le premier cas,

---

1. Cela pourrait tenir aussi à une valeur plus grande de l'indice de réfraction du cristallin ; mais cela ne s'observe guère que dans certaines cataractes au début : il arrive parfois que le cristallin qui tend à s'opacifier prend un indice de réfraction plus grand et que, par suite, l'œil atteint devient myope.

l'œil hypermétrope, même en accommodant, ne peut voir nettement aucun point lumineux réel sans le secours d'un verre correcteur; dans le deuxième, en mettant en jeu toute son accommodation, il ne peut voir nettement que les points infiniment éloignés, et, pour voir nettement les objets à distance finie, il lui faut un verre correcteur; dans le troisième, il peut, en accommodant plus ou moins, voir nettement les objets réels plus éloignés que son punctum proximum. L'œil hypermétrope peut être comparé à une chambre noire photographique trop courte pour l'objectif.

L'œil *presbyte* est un œil dans lequel, par suite de l'âge, le pouvoir d'accommodation est affaibli : son punctum proximum s'éloigne de plus en plus et tend à se rapprocher du punctum remotum. L'œil presbyte peut d'ailleurs être emmétrope, hypermétrope ou myope.

Le tableau suivant indique approximativement l'amplitude de l'accommodation aux différents âges de la vie :

AGE	ACCOMMODATION
Ans	Dioptries
10	14
20	10
30	7
40	4,5
50	2,5
60	1
70	0

La diminution d'accommodation avec l'âge est sensiblement la même pour tous les yeux ; mais la gêne plus ou moins grande qui en résulte pour les différents individus est d'autant plus marquée que leur punctum proximum se trouve plus ou moins éloigné. Par exemple, un myope de 4 dioptries, pouvant lire sans accommoder à 25 centimètres, ne sera nullement gêné par la diminution de son accommodation pour le travail de près, tandis qu'un hypermétrope de 4 dioptries commencera vers trente ans à se trouver fatigué à la suite d'une lecture un peu prolongée : cela tient à ce que, pour voir de loin, il est déjà obligé de fournir une accommodation de 4 dioptries, et que, pour voir de près, à 33 centimètres par exemple, il est obligé d'ajouter 3 autres dioptries d'accommodation; il ne peut donc lire de près qu'en dépensant toute l'accommodation dont il dispose, effort pénible à soutenir pendant un certain temps (¹).

La myopie, l'hypermétropie et la presbytie sont les défauts de la vision qu'on rencontre le plus souvent : on les corrige avec des verres dits *sphériques*, parce que leurs deux faces sont des portions de sphère; *l'axe principal* d'un verre sphérique est la ligne joignant les centres des deux

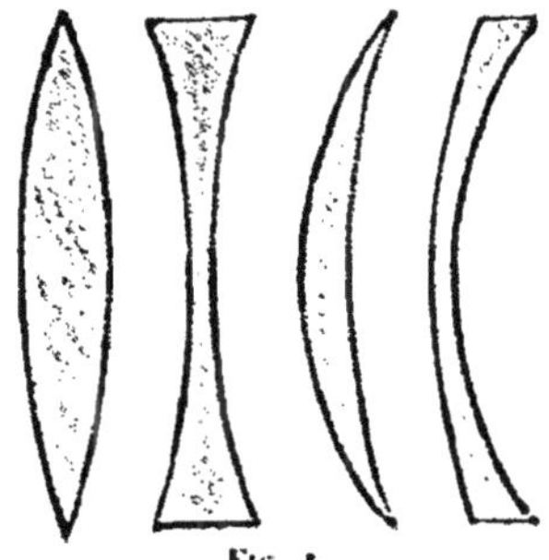

FIG. 1.

sphères. *Les verres convergents ou positifs ont le milieu plus épais que les bords :* ils peuvent avoir une face plane et une face convexe (verre *plan-convexe*), les deux faces convexes (verre *biconvexe*), ou encore une face convexe et une face concave (*ménisque convergent*) [fig. 1]. *Les verres*

1. Sous l'influence de certaines substances, de la belladone en particulier, l'accommodation peut être plus ou moins paralysée et l'œil, même jeune, se trouver momentanément presbyte. Cette propriété de la belladone (atropine) est souvent utilisée par les oculistes. Sous l'action de la belladone, la pupille se dilate. On raconte que les dames italiennes l'employaient autrefois pour donner plus d'éclat à leurs yeux; ce serait là l'origine du nom belladone (*bella donna*, belle dame).

divergents ou négatifs ont le milieu plus mince que les bords : ce sont les verres *plan-concaves*, les verres *biconcaves* et les *ménisques divergents*.

On peut trouver l'exposé plus ou moins complet de la théorie des lentilles sphériques dans tous les traités de physique : je me bornerai à en rappeler ici les résultats essentiels pour le sujet qui m'occupe.

En se limitant à la considération de rayons lumineux incidents *peu inclinés sur l'axe* et rencontrant les faces du *verre sphérique mince à une faible distance de leur centre*, on peut dire qu'un faisceau de rayons émané d'un point est transformé par réfraction à travers la lentille en un faisceau dont tous les rayons ou leurs prolongements se rencontrent en un même point (*faisceau homocentrique*). Si les rayons lumineux se rencontrent réellement pour donner une image de la source, on dit que cette image est *réelle*. Si ce sont les prolongements des rayons qui se rencontrent, leur point de concours est désigné sous le nom d'image *virtuelle*, et pour l'œil qui reçoit les rayons tout se passe comme si la lumière venait de l'image virtuelle [1].

Si la source lumineuse est infiniment éloignée dans la direction de l'axe principal, son image est le *foyer principal*

---

1. Un point lumineux étant placé sur l'axe d'une lentille sphérique, son image est un point lumineux également placé sur l'axe : ces deux points sont dits points conjugués ou *foyers conjugués*. L'un d'eux étant donné, on peut trouver l'autre à l'aide d'une construction géométrique simple et, algébriquement, les distances p et p' des foyers conjugués à la lentille sont liées par la formule $\frac{1}{p} + \frac{1}{p'} = \frac{1}{f}$ où f désigne la *distance focale principale* de la lentille, et cette distance focale principale est définie en fonction de l'indice de réfraction n de la matière dont est faite la lentille et aux rayons de courbure R et R' de ses faces par l'équation $\frac{1}{f} = (n - 1)\left(\frac{1}{R} + \frac{1}{R'}\right)$: ces deux formules sont générales moyennant des conventions de signes sur lesquelles je n'ai pas à insister.

Un point lumineux étant placé en dehors de l'axe principal, son image se trouve sur la droite joignant ce point au centre du verre (*centre optique*) ; cette droite porte le nom d'*axe secondaire*.

de la lentille : ce foyer principal est réel pour les lentilles convergentes et se trouve par rapport à la lentille du côté opposé à la source.

Le foyer principal est virtuel pour les lentilles divergentes et se trouve par rapport à la lentille du même côté que la source. La distance du foyer principal à la lentille est la *distance focale principale.*

Quand on corrige la myopie ou l'hypermétropie par les

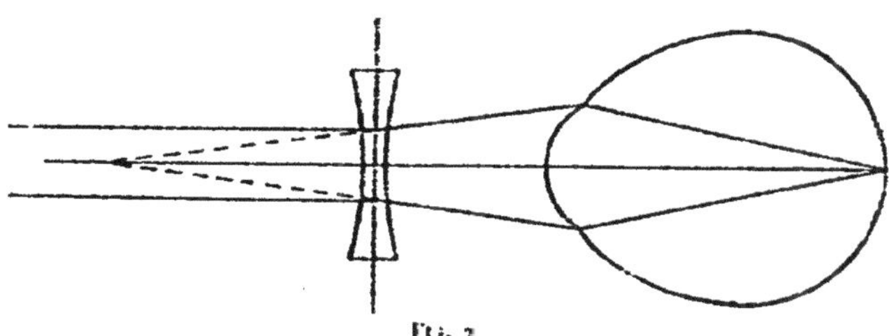

Fig. 2

verres sphériques, *le foyer principal de la lentille correctrice coïncide avec le remotum de l'œil corrigé.* Ainsi l'œil myope (fig. 2) est corrigé lorsqu'un faisceau de rayons parallèles est transformé en un faisceau ayant son sommet au

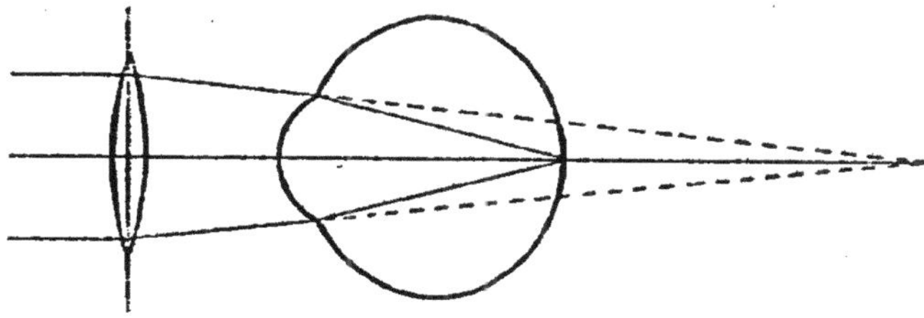

Fig. 3.

remotum de l'œil; et il en est de même pour l'œil hypermétrope (fig. 3). L'œil myope est corrigé par un verre concave, l'œil hypermétrope par un verre convexe. Ce que nous venons de dire est vrai dans tous les cas, quelle que soit la distance de la lentille à la cornée. On voit, d'après cela, que plus la lentille correctrice de la myopie est placée loin de l'œil, plus sa distance focale doit être faible : plus il faut que la lentille soit forte. Une lentille qui corrige exactement la myopie d'un œil donné, quand elle est placée à une certaine distance de cet œil, devient insuffisante si on l'éloigne de l'œil. De même, plus la lentille correctrice de l'hypermétropie est loin de l'œil, plus sa distance focale doit être grande : moins la lentille doit être forte. Inversement, une lentille convergente qui, à une distance donnée de l'œil, corrige exactement une hypermétropie donnée devient insuffisante si on la rapproche de l'œil et donne une surcorrection si on l'éloigne davantage. Pour s'en rendre compte, il suffit d'un coup d'œil jeté sur les figures ci-contre.

Les yeux *presbytes* se servent aussi de lentilles *convergentes* qui suppléent au déficit de leur accommodation. C'est pour cela que beaucoup de gens se figurent que la presbytie est le défaut de la vision opposé à la myopie. Nous avons vu qu'il n'en est rien. Ajoutons en passant que les presbytes qui mettent leurs verres au bout du nez se trouvent dans les mêmes conditions que s'ils se servaient de verres plus forts, mais placés plus près de l'œil.

Les différents verres sphériques se distinguent, suivant leur force réfringente, par un numéro. Le système de numérotage le plus répandu actuellement est le système de numérotage en *dioptries : le numéro d'un verre exprimé en dioptries est égal à l'inverse de sa distance focale exprimée en mètres*. Par exemple, un verre de 1 mètre de distance focale porte le n° 1 ; un verre de 25 centimètres de distance focale le n° 4 ; un verre de 5 centimètres de distance focale le n° 20 ; le numéro est précédé du signe + ou du signe —,

suivant que le verre en question est convergent ou divergent. Ce système présente les avantages suivants : 1° le
numéro d'une lentille est d'autant plus élevé que la lentille
est plus forte; 2° si on met l'une contre l'autre plusieurs
lentilles, la lentille équivalente à cet ensemble a pour numéro la somme algébrique des numéros des éléments du
système. Ceci est constamment utilisé par les oculistes,
qui, très souvent, sont amenés à superposer devant l'œil
d'un patient deux verres d'essai. Avec l'ancien système de
numérotage en pouces, cette façon de procéder entraînait
des calculs de fractions à réduire au même dénominateur,
d'où des complications et des longueurs. Cet ancien système ne devrait donc être signalé ici que pour mémoire ;
mais, comme il est malheureusement encore employé par
pas mal d'opticiens et que son usage amène souvent des
confusions chez les porteurs de lunettes, je crois bon de
donner quelques renseignements à ce sujet. Dans le numérotage en pouces, le numéro d'un verre est égal à sa distance focale exprimée en pouces [1] : par exemple, un verre
de 16 pouces de distance focale porte le n° 16. Il y a, suivant les pays, de 36 à 40 pouces anciens par mètre ; ce système de numérotage n'était donc pas international.

Le passage d'un système de numérotage à l'autre s'effectue
très simplement. Soit n le nombre de pouces que contient
une distance focale de F mètres; *s'il y a 36 pouces par
mètre,* on voit facilement que $n = 36\,F$ ou $n \cdot \dfrac{1}{F} = 36$.

---

1. Si l'on suppose la lentille équibombée, c'est-à-dire présentant deux faces
d'égale courbure, il se trouve qu'avec le verre ordinaire d'indice de réfraction
$\frac{3}{2}$ la distance focale est égale au rayon de courbure des faces ; la formule qui
donne la distance focale du verre équibombé est $\dfrac{1}{f} = \dfrac{2\,(n-1)}{R}$; on peut sans
grande erreur considérer $(n-1)$ comme égal à $\frac{1}{2}$, ce qui entraîne $f = R$.

— 14 —

Or $\frac{1}{F}$ inverse de la distance focale en mètres est le numéro de la lentille en dioptries; le produit des deux numéros ancien et nouveau d'un même verre est donc égal à 36. Pour avoir la puissance du verre en dioptries, il suffit de diviser 36 (ou 40, suivant les cas) par son ancien numéro en pouces.

Le tableau suivant donne l'équivalence *approximative* entre les anciens numéros en pouces de foyers et les dioptries de convergence, en prenant le pouce comme égal à $2^{cm},5$:

Numéros en pouces	Dioptries	Numéros en pouces	Dioptries
144	0,25	9	4,5
72	0,5	8	5
48	0,75	7	6
40	1	6	7
30	1,25	5	8
26	1,5	4 1/2	9
24	1,75	4	10
20	2	3 1/2	11
18	2,25	3 1/4	12
16	2,5	3	13
14	2,75	2 3/4	14
13	3	2 1/2	16
12	3,25	2 1/4	18
11	3,5	2	20
10	4		

Le procédé le plus simple pour déterminer le numéro d'un verre donné, celui que les opticiens emploient constamment, repose sur le fait suivant : *Quand on déplace dans son plan une lentille voisine de l'œil, les objets, nets ou non, paraissent se déplacer en sens inverse de la lentille si elle est convergente, dans le même sens si elle est divergente.*

L'explication de ce fait est très simple : le rayon incident

venant d'un point lumineux S et passant par le centre optique de la lentille dans sa première position traverse alors
la lentille sans déviation; mais, si on a déplacé la lentille
vers le bas, le rayon traverse cette lentille supposée convergente (fig. 4) comme il traverserait un prisme dont
l'arête serait orientée vers le haut, du côté opposé à celui
du déplacement de la lentille : il est donc dévié vers la

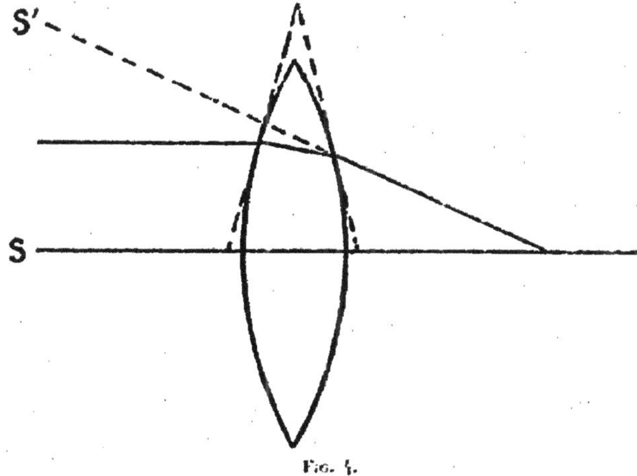

Fig. 4.

base et le point lumineux sera vu dans la direction S'. sur
le prolongement du rayon émergent. Pour la seconde position de la lentille, le point lumineux paraîtra déplacé vers
le haut, en sens inverse de la lentille convergente. Pour
une lentille divergente (fig. 5), l'explication est la même :
il suffit de remarquer que l'arête du prisme correspondant
à la seconde position est dirigée du côté où la lentille s'est
déplacée; l'objet paraît alors déplacé dans le même sens
que la lentille.

Pour utiliser cette propriété, on superpose au verre à
déterminer convexe ou concave un verre de signe contraire

et de numéro connu pris dans une boîte de verres d'essai et on déplace devant l'œil le système formé par les deux lentilles. On fait une série de tâtonnements méthodiques en variant le verre connu jusqu'à ce qu'on en trouve un tel que les objets paraissent immobiles. Le numéro du verre à déterminer est égal à celui du verre d'essai employé.

Il y a encore une forme de verres sphériques que prennent couramment les personnes dont les yeux fatigués ou malades craignent une lumière trop vive : ce sont les *conserves* ou *coquilles, verres teintés* limités par deux faces sphériques concentriques. Leur épaisseur est égale à la différence des rayons de courbure de ces faces. Leur action réfringente

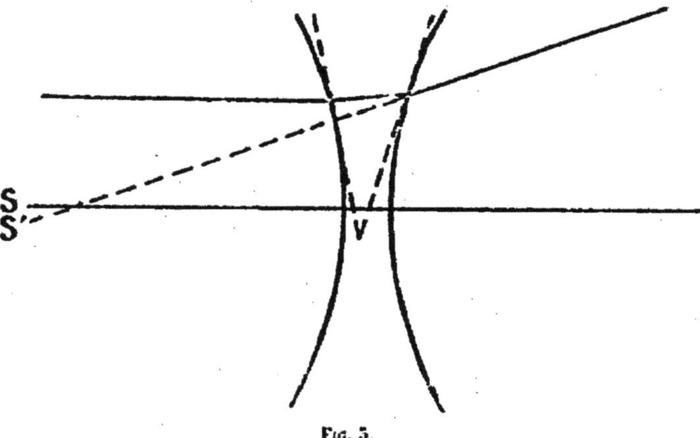

Fig. 5.

est analogue à celle de ménisques divergents assez faibles ; évaluée en dioptries, elle est proportionnelle à leur épaisseur et inversement proportionnelle au carré du rayon de courbure des faces. Par exemple, une coquille de 2 millimètres d'épaisseur, de 40 millimètres de rayon de courbure et d'indice $\frac{3}{2}$ vaudrait — 0^d,4, près d'une demi-dioptrie.

Les conserves habituellement en usage ont un rayon de
courbure beaucoup plus grand et une épaisseur moindre :
leur action réfringente peut être négligée si les faces sont
correctement travaillées. Cela n'arrive pas toujours, étant
donné le bas prix auquel elles sont vendues ; il peut arriver
alors qu'elles ne soient pas neutres et deviennent pour la
vue une cause de gêne (¹).

Dans tout ce qui précède, il est facile d'utiliser des figures planes pour représenter la marche des faisceaux de
rayons lumineux dans l'espace, parce que les corps auxquels nous avons affaire, lentilles et œil, peuvent être considérés comme identiques à eux-mêmes dans tous les plans
passant par une droite située dans le plan de figure : ce
sont des corps de révolution autour de cet axe.

Mais nous arrivons maintenant à un ordre de phénomènes un peu plus complexes et, pour en rendre l'exposi-
tion plus facile, nous rappellerons d'abord quelques défini-
tions, en prenant comme exemple un corps que tout le
monde connaît : la *terre*. La terre est de révolution autour
de la ligne des pôles et a la forme d'une sphère légèrement
aplatie suivant son axe. Tout plan passant par l'axe s'appelle un *plan méridien* ; il découpe sur la surface de la terre
une courbe qu'on appelle *méridienne* et qui a la forme d'un
cercle légèrement aplati au pôle. Tout plan perpendiculaire
à l'axe découpe sur la surface de la terre une courbe qui est
un cercle et qu'on appelle *parallèle*. Dans certains corps
de révolution, comme la sphère et le tore qui nous servira

---

1. Le même reproche peut d'ailleurs être fait aux verres neutres plans, sur
lesquels les coquilles présentent l'avantage d'être plus ou moins *périscopiques*
(voir plus loin). Ces verres neutres, plans ou coquilles doivent être payés le
même prix que les verres convexes ou concaves, car ils exigent le même travail
s'ils sont fabriqués soigneusement.

plus loin, il y a un parallèle particulier situé au milieu du corps et qu'on appelle l'*équateur*.

En chaque point de l'équateur de la sphère passe un méridien perpendiculaire à l'équateur.

Dans les yeux dont nous avons parlé jusqu'ici, les surfaces réfringentes de la cornée et du cristallin pouvaient être, au moins dans leur portion utile, considérées comme étant de révolution autour de l'axe antéro-postérieur de l'œil, et nous pouvions parler de méridiens passant par l'axe de l'œil comme nous parlons de méridiens passant par l'axe de la terre. Les amétropies telles que la myopie, l'hypermétropie et la presbytie, pouvaient être corrigées par l'emploi de lentilles sphériques, dont l'axe coïncide sensiblement avec l'axe antéro-postérieur de l'œil.

Mais il y a des yeux pour lesquels les surfaces réfringentes, la cornée en particulier, ne sont pas de révolution autour de l'axe antéro-postérieur. Ces yeux sont dits *astigmates* ou *astigmes* et on appelle ce défaut *astigmatisme* ou *astigmie*. Par une comparaison grossière, on peut dire que, dans les yeux astigmates, la cornée, au lieu de ressembler à un verre de montre plus ou moins bombé, mais sphérique, a la forme d'une cuiller. On appelle encore *méridiens de l'œil* les plans passant par son axe antéro-postérieur, mais l'œil n'étant plus de révolution autour de l'axe, tous ses méridiens ne sont pas égaux entre eux et ne présentent pas la même courbure au voisinage du pôle, qui est la région intéressante pour la réfraction des rayons lumineux utiles. En général, pourtant, il y a une certaine symétrie dans la distribution de la courbure des divers méridiens; on trouve le plus souvent deux méridiens perpendiculaires entre eux, qui présentent, l'un le maximum, l'autre le minimum de courbure. Le premier est celui qui a la conver-

gence la plus forte, le second celui qui a la convergence la
moins forte, et les convergences de tous les autres méridiens de l'œil s'échelonnent régulièrement entre ces deux
valeurs extrêmes. On a donné aux deux méridiens perpendiculaires entre eux, présentant les courbures maxima et
minima, le nom de *méridiens principaux* ou *sections principales* de l'œil astigmate. L'œil astigmate qui présente
ainsi deux méridiens principaux rectangulaires est atteint
d'astigmatisme régulier. Si le méridien vertical est le plus
réfringent, ce qui arrive le plus souvent, l'astigmatisme est
dit *conforme à la règle* ou *direct ;* si le méridien horizontal

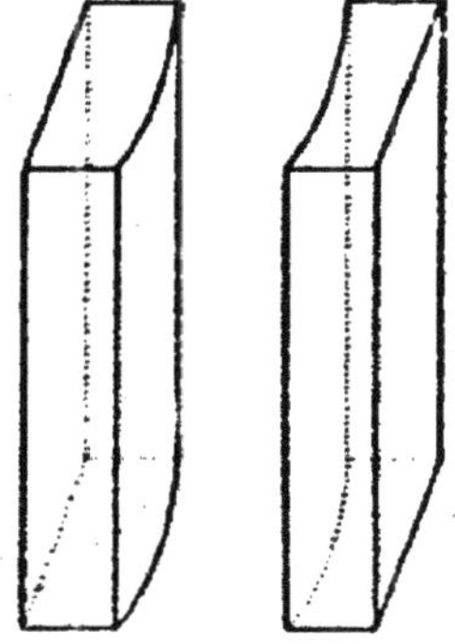

Fig. 6.

est le plus réfringent, l'astigmatisme est dit *contraire à la
règle* ou *inverse*. Si, dans l'un des méridiens principaux,
l'œil est emmétrope, l'astigmie est *simple ;* si les deux méridiens principaux sont tous deux myopes ou tous deux
hypermétropes, l'astigmie est *composée ;* si un des méridiens est myope, l'autre hypermétrope, l'astigmie est *mixte*.

L'astigmatisme est dit *irrégulier* si l'œil ne présente pas
deux méridiens principaux rectangulaires : il est dû alors
à des déformations multiples de la cornée provenant par

exemple de kératites anciennes, ou à des irrégularités du cristallin.

Pour corriger *l'astigmatisme régulier,* on se sert de verres ayant deux plans de symétrie rectangulaires : les plus simples sont les *verres cylindriques* dont une face est une portion de cylindre de révolution associée à une face plane (verre cylindro-plan) [fig. 6] ou à une face sphérique dont le centre est dans le méridien qui passe par le milieu de la face cylindrique (verre cylindro-sphérique) ou encore à une seconde face cylindrique dont les génératrices sont parallèles à celles de la première (¹) [verres bicylindriques].

La théorie de la marche des rayons lumineux à travers les lentilles cylindriques est très compliquée dans le cas général; mais, si on se borne au cas particulier d'un faisceau de rayons parallèles tombant sur une lentille plano-cylindrique ou sur une lentille sphéro-cylindrique dans la direction de son axe, on peut très facilement se rendre compte du phénomène à l'aide de considérations tout à fait élémentaires.

Prenons d'abord le cas d'une lentille plano-cylindrique à génératrices verticales, recevant sur sa face plane un faisceau de rayons lumineux parallèles à son axe. Nous pouvons grouper les rayons de ce faisceau à notre guise pour en saisir plus facilement la marche.

Considérons les rayons incidents situés dans un plan horizontal perpendiculaire à l'axe : ils traversent sans dé-

---

1. Signalons en passant les verres dits à la *Chamblant,* du nom de l'opticien qui semble en avoir fabriqué le premier, verres limités par deux surfaces cylindriques de révolution dont les axes sont rectangulaires. Ils jouent le rôle de verres sphériques, présentant sur ceux-ci un certain avantage quand on les emploie comme loupes : les lignes d'une page de livre vues à travers un verre à la Chamblant sont rectilignes dans toute leur longueur, tandis qu'à travers les loupes sphériques elles semblent incurvées vers leurs extrémités (Sulzer).

viation la face plane à laquelle ils sont normaux par hypo-
thèse et viennent rencontrer la surface cylindrique suivant
un parallèle : ils se comportent comme des rayons rencontrant une lentille sphérique dans un plan de section principale et forment un foyer à une distance de la lentille telle
que $\frac{1}{f} = \frac{n-1}{R}$. Il en est de même dans tous les plans
horizontaux rencontrant la lentille. L'ensemble de ces
foyers est une ligne droite verticale parallèle aux génératrices du cylindre : c'est une *ligne focale* que viennent rencontrer tous les rayons réfractés.

Envisageons maintenant les rayons incidents situés dans
un plan parallèle à l'axe ; ils traversent la face plane sans
déviation et rencontrent la face cylindrique le long d'une
génératrice ; ils rencontrent tous cette surface sous le même
angle et restent parallèles après leur réfraction. Ils se trouvent encore une fois dans un même plan vertical, mais ce
plan vertical ne sera plus parallèle à l'axe de la lentille ; il
a tourné d'un certain angle, les rayons qui le constituent
pouvant être considérés comme déviés par un prisme. Nous
pouvons dire aussi que ces rayons horizontaux parallèles
entre eux se rencontrent à l'infini. A chacune des génératrices du cylindre correspondra ainsi un foyer situé à l'infini. Les points infiniment éloignés de tous les rayons
réfractés forment une bande horizontale ayant la hauteur
de la lentille. Vu leur éloignement, on peut en négliger
l'épaisseur et assimiler cette bande à une droite. C'est la
seconde ligne focale de la lentille. On peut la considérer
comme perpendiculaire à l'axe de la lentille et aux génératrices du cylindre.

Après réfraction à travers la lentille, les rayons lumineux
s'appuient sur les deux lignes focales, dont l'une est rejetée
à l'infini.

On sait que la position des foyers, pour une lentille sphérique, ne dépend pas du sens de propagation de la lumière, et que les foyers sont placés symétriquement par rapport à la lentille. Il en est de même pour les deux couples de lignes focales de la lentille cylindrique qui correspondent aux deux sens de propagation de la lumière, car cela tient tout simplement à ce que les rayons qui traversent une lentille peuvent être considérés comme traversant un prisme de petit angle à peu près normalement à son plan bissecteur : la déviation produite est indépendante de l'incidence parce qu'on se trouve au voisinage du minimum de déviation du prisme. Ce n'est d'ailleurs qu'une première approximation, et une analyse plus poussée montre que le sens dans lequel se propage la lumière a une influence sur la valeur des aberrations, et que les aberrations sont plus fortes pour les ménisques que pour les lentilles équibombées, les angles d'incidence sur les bords des ménisques étant plus grands que pour les lentilles équibombées (cf. p. 27).

Le résultat obtenu pour la lentille plano-cylindrique, quand la lumière entrait par la face plane, sera donc encore vrai si nous retournons la lentille face pour face, c'est-à-dire si nous supposons qu'elle reçoive la lumière par sa face cylindrique.

Pour passer au cas d'une lentille sphéro-cylindrique, il nous suffira d'accoler par leurs faces planes une lentille plano-cylindrique avec une lentille plano-sphérique. Supposons l'ensemble éclairé par un faisceau de rayons parallèles à l'axe de la lentille et tombant sur la face cylindrique. De chacune des lignes focales de la lentille plano-cylindrique, la lentille sphérique donnera pour image une droite lumineuse, et ces deux *lignes focales* du système seront, l'une parallèle et l'autre perpendiculaire aux génératrices de la face cylindrique. Il est facile de voir que la ligne focale perpendiculaire aux génératrices de la face cylindrique se trouvera dans le plan focal de la lentille plano-sphérique. Les considérations de la page 22 montrent que la lentille sphéro-cylindrique peut recevoir les rayons par sa face sphérique sans que les résultats soient changés.

Donc, *si on éclaire une lentille sphéro-cylindrique par un faisceau de rayons incidents parallèles à son axe, tous les rayons du faisceau émergent s'appuieront à la fois sur deux droites focales rectangulaires entre elles.* C'est là le type du faisceau astigmate, caractérisé par la *position* de ses deux droites focales et par leur *distance.* Les physiciens lui ont donné le nom de *faisceau de Sturm* ou *conoïde de Sturm.*

Un verre sphéro-cylindrique quelconque est assimilable à la superposition d'un verre sphérique caractérisé par son numéro et d'un verre cylindrique caractérisé par son numéro et par l'orientation des génératrices du cylindre. Ce sont ces indications qui figurent sur les ordonnances des oculistes.

Si un verre sphéro-cylindrique convenablement choisi et convenablement orienté est placé devant un œil astigmate, c'est-à-dire si on fait entrer dans cet œil un faisceau astigmate convenable, le faisceau lumineux qui se propagera dans le corps vitré viendra former sur la rétine une image nette.

Pour qu'un verre cylindro-plan corrige un œil astigmate, il faut qu'il donne même réfraction aux deux méridiens principaux de cet œil : il doit pour cela être orienté de façon à ce que, s'il est convergent, ses génératrices soient parallèles au méridien le plus convergent de l'œil, et, s'il est divergent, au méridien le moins convergent de l'œil ; son numéro doit être égal à la différence entre les convergences des deux méridiens principaux de l'œil, convergences exprimées en dioptries. L'œil armé de ce verre cylindrique présente dans ses deux sections principales un même degré de réfringence : il est alors soit emmétrope, soit myope ou hypermétrope ; cette myopie ou cette hypermétropie peuvent être corrigées par un verre sphérique superposé au verre cylindrique. En pratique, la correction complète s'obtient par un verre sphéro-cylindrique.

Les verres cylindriques ne sont pas seuls employés à la correction de l'astigmatisme : on se sert aussi des *verres toriques.*

Le *tore* est la surface de révolution engendrée par une circonférence de cercle tournant autour d'un axe situé dans son plan et ne passant pas par son centre (dans ce cas, la surface serait une sphère) : le gros anneau placé à la base de la plupart des colonnes est un type de tore. Tout plan passant par l'axe est dit plan méridien et coupe la surface suivant deux cercles ; tout plan perpendiculaire à l'axe la coupe aussi suivant deux cercles appelés parallèles ; le plan perpendiculaire à l'axe et passant par le centre de la circonférence génératrice est appelé équateur. Dans les verres toriques, la région de la surface torique utilisée est voisine de l'équateur (fig. 7) : cette surface est associée à une surface plane parallèle à l'axe du tore ou à une surface sphérique dont le centre est sur l'intersection de l'équateur et du méridien médian. La normale au centre de la lentille est la même pour les deux faces et nous pouvons l'appeler l'axe de la lentille torique : il y a sur cet axe deux distances focales principales différentes, correspondant aux rayons lumineux réfractés dans le méridien médian de la surface torique d'une part et à ceux réfractés dans son équateur d'autre part.

Son action sur les rayons lumineux est donc comparable

à celle d'un verre cylindrique associé à un verre sphérique, et il est aisé de concevoir que l'on peut corriger un œil astigmate en plaçant devant lui un verre torique dont les courbures seront convenablement choisies et qui sera convenablement orienté par rapport aux méridiens principaux de l'œil. Les verres toriques, qui sont assez employés en Amérique, ne sont que très peu utilisés en France; sans doute, leur prix, notablement supérieur à celui des verres sphériques, tendra toujours à en restreindre l'emploi. Ces

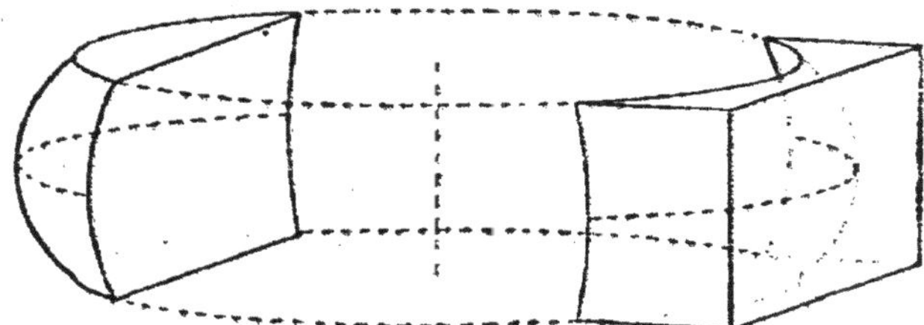

Fig. 7. — La figure représente deux lentilles plan-toriques. On a représenté sur ces lentilles l'équateur du tore et le méridien situé dans le plan du tableau. Les parallèles extrêmes et la portion de l'axe du tore comprise entre eux sont marqués en pointillé.

verres toriques semblent pourtant présenter quelque avantage sur les verres cylindriques, au point de vue de la périscopie : nous y reviendrons tout à l'heure.

La matière employée pour la fabrication des verres de lunettes est d'abord débitée sous forme de petits disques à faces sensiblement planes, puis travaillée avec de l'émeri mouillé placé à la surface d'outils en métal. On emploie de l'émeri de plus en plus fin, au fur et à mesure que le travail avance et que la surface des verres s'adapte mieux à celle des outils. Le polissage final est obtenu avec du rouge anglais.

Pour les verres convexes, on se sert d'un outil creux

qu'on appelle le *bassin;* pour les verres concaves, d'un outil bombé qu'on appelle la *balle*. On taille ensemble plusieurs verres à la fois pour faire une économie de temps. Plus une lentille doit présenter de dioptries, plus ses faces doivent être bombées et, par suite, moins on en peut tailler à la fois : cela explique que les verres pour les yeux très myopes ou très hypermétropes soient plus chers que les autres.

Pour tailler une face cylindrique, il faut environ deux fois plus de temps que pour tailler une face sphérique, et pour une face torique quatre fois plus de temps, ce qui explique le prix plus élevé des verres destinés aux astigmates.

La matière employée pour la fabrication des verres de lunettes est le verre à vitres en feuilles, dont l'indice est à peu près 1,53. Ce n'est guère que sur commande spéciale que l'on taille en verres de lunettes le *crown-glass* à base de potasse. Le crown-glass présente une dispersion relativement faible : l'indice de réfraction du crown-glass allemand est 1,531 ; celui du crown-glass français, 1,532; celui du crown-glass lourd d'Iéna, 1,537. Le *flint-glass* à base de plomb, beaucoup plus réfringent, a l'avantage d'être plus dur, mais il est aussi beaucoup plus dispersif, ce qui serait un inconvénient pour les verres de lunettes.

Les lentilles de cristal de roche, dont l'indice est 1,54, ont l'avantage d'une dureté plus grande, ce qui est surtout intéressant pour les lentilles convexes, dont les faces sont plus exposées à être rayées; elles se terniraient moins facilement de buée. D'autre part, le cristal de roche, possédant la propriété de la double réfraction, devrait être taillé avec un soin particulier, de façon que l'axe des lentilles corresponde à l'axe du cristal; bien souvent cette condition n'est

pas réalisée dans la pratique : c'est là un sérieux inconvénient des lentilles en cristal de roche.

Schott, d'Iéna, fabrique un crown à base de baryte, d'indice 1,57 à 1,96; la matière des verres dits isométropes a
un indice égal à 1,57. L'avantage du verre de grand indice
est qu'il permet d'obtenir des lentilles de même distance
focale avec des rayons de courbure plus grands que si l'indice est faible, et les aberrations de sphéricité sont par
suite diminuées : mais cet avantage est trop peu important
pour mériter qu'on s'y attache beaucoup.

Voici en quoi consistent ces *aberrations de sphéricité :*
les faisceaux de rayons issus d'un point lumineux et réfractés par une lentille ne concourent pas, en réalité, en un
point unique qui serait l'image du point lumineux. La
démonstration par laquelle, dans les livres élémentaires, on
établit cette homocentricité suppose des conditions qui ne
sont pas réalisées. Dans les lentilles usuelles, les rayons
marginaux et les rayons centraux ne donnent pas le même
foyer. Ces aberrations varient non seulement avec la forme
de la lentille, mais encore avec le sens dans lequel la lumière la traverse. Le calcul des aberrations sur l'axe des
lentilles sphériques a été fait par Herschell : il montre, en
particulier, que l'aberration est plus grande pour les ménisques convergents que pour les lentilles biconvexes ou
plan-convexes de même distance focale, et pour les ménisques divergents que pour les lentilles biconcaves ou plan-
concaves de même distance focale. En appliquant ces résultats aux verres de lunettes, on voit que les aberrations,
même dans les cas les plus défavorables, sont au-dessous
de la limite de notre acuité visuelle et que, par suite, dans
le choix des verres, il n'y a pas à s'occuper de l'aberration
de sphéricité. Cela tient essentiellement à ce que, même
quand la pupille est très dilatée, le faisceau lumineux qui

entre dans l'œil n'atteint pas 1 centimètre de diamètre et la portion utilisée de la lentille n'est jamais bien large (¹).

Les verres de lunettes généralement en usage ne réfractent pas exactement de la même manière les rayons lumineux de différentes couleurs, de différentes réfrangibilités. Ces *aberrations de réfrangibilité* sont d'ailleurs très peu marquées, surtout au centre du champ visuel; sur les confins du champ, elles bordent de minces irisations les contours des objets. Pour les supprimer, on a construit des verres de lunettes achromatiques, en superposant un verre de crown à un verre de flint. Mais ces verres achromatiques sont lourds et se décollent facilement : ils ne sont pas employés, l'aberration chromatique des verres ordinaires étant trop faible pour être gênante.

Aux personnes dont les yeux particulièrement sensibles supportent mal la grande lumière, on donne des verres teintés : les plus usités sont les verres fumés plus ou moins foncés. Les verres jaunes, dont la teinte est mêlée de plus ou moins de noir, ont été préconisés par Fieuzal (²); le seul reproche à leur faire est que leur usage n'est pas facilement accepté par les personnes coquettes. Les électriciens protègent leurs yeux par des verres très foncés.

Les fantaisies de la mode ont fait varier à l'infini, suivant les époques, les formes des verres et de leur monture. La

---

1. Si le faisceau lumineux est un peu large, l'aberration de sphéricité augmente rapidement : ainsi, avec les lentilles de nos boîtes d'essai, il y a une différence notable entre la distance focale de la portion centrale et celle de la portion marginale. Par exemple, la lentille épiconvexe, dont le centre a 20 dioptries, a une force réfringente de 22^d,9 à 1^{cm},5 de l'axe : la différence est voisine de 3 dioptries.

2. On peut, à titre de curiosité, rappeler que vers 1691 on taillait à Kœnigsberg des morceaux d'ambre pour les monter en lunettes.

vieille forme de lunettes aux larges verres ronds, qui est à peu près délaissée aujourd'hui, avait du bon : elle assurait aux verres une place à peu près fixe devant les yeux, et les verres plus petits assez souvent employés sont certainement moins avantageux, car ils restreignent un peu le champ des objets que l'on peut voir d'un seul coup d'œil. Ce qui est, en général, le plus recommandable, ce sont les verres ovales larges. Pour les astigmates, en particulier, les verres ovales sont bien préférables aux verres ronds, car ils ne peuvent tourner dans leur monture, ce qui arrive assez fréquemment avec la forme ronde (¹) et détruit la correction de l'astigmatisme.

Il nous est impossible de songer à énumérer ici toutes les formes de montures employées, et les figures ci-jointes nous dispensent de longues descriptions. Nous nous bornerons donc à quelques indications générales.

Les montures métalliques qui encadrent les verres les alourdissent un peu, mais aussi les rendent un peu moins fragiles.

Les lunettes sont certainement l'instrument le plus stable, celui qui donne aux verres le plus de fixité devant les yeux. Il faut en recommander l'usage aux enfants, qui dans leurs jeux ont toujours tendance à faire des mouvements violents, et aux personnes d'un certain âge qui commencent sur le tard à avoir besoin de verres (fig. 8, 9, 10, 11, 12, 13) [²].

Les pince-nez (fig. 14) sont plus élégants et plus faciles à enlever que les lunettes, mais ils ne se replacent pas toujours exactement de même devant les yeux. Les astigmates, pour qui les verres doivent avoir devant l'œil une orien-

---

1. Surtout si les verres sont portés par des enfants, comme on le voit encore trop souvent aujourd'hui.

2. Les clichés des figures qui suivent m'ont été prêtés gracieusement par la maison Meyrowitz ; je lui en exprime ici toute ma reconnaissance.

tation déterminée, ont souvent avantage à prendre des

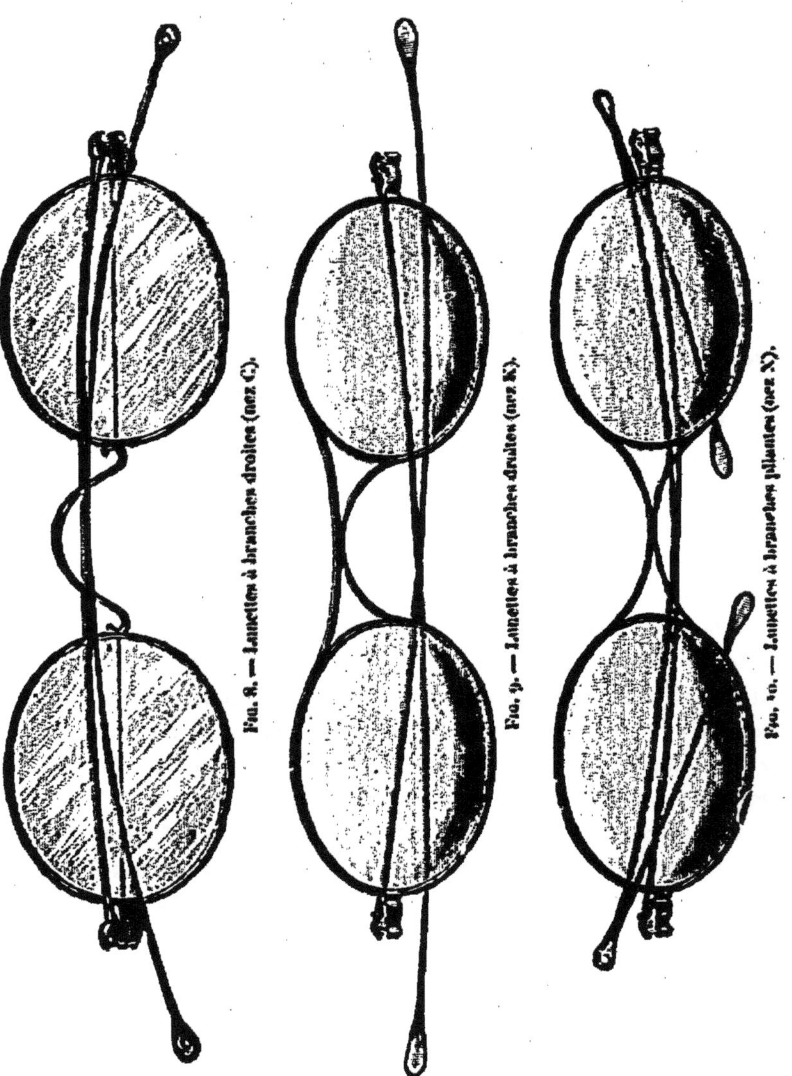

Fig. 8. — Lunettes à branches droites (nez C).

Fig. 9. — Lunettes à branches droites (nez X).

Fig. 10. — Lunettes à branches pliantes (nez X).

lunettes. S'ils veulent porter un pince-nez, il faut leur

recommander le pince-nez à glissement horizontal, ou pince-nez correcteur, dans lequel les verres s'écartent l'un

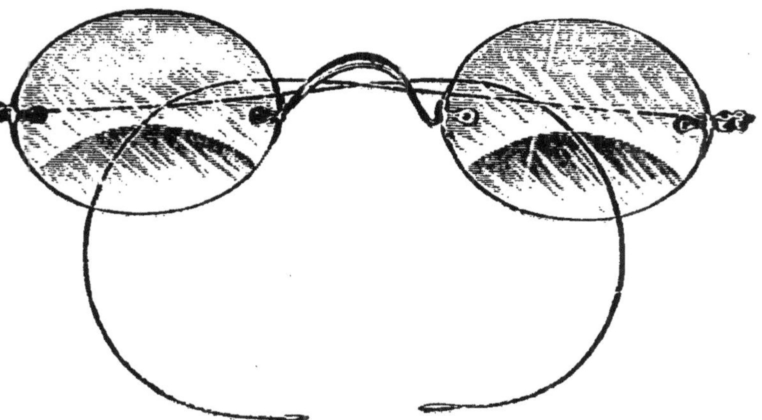

Fig. 11. — Lunettes à branches courbes (verres bifocaux).

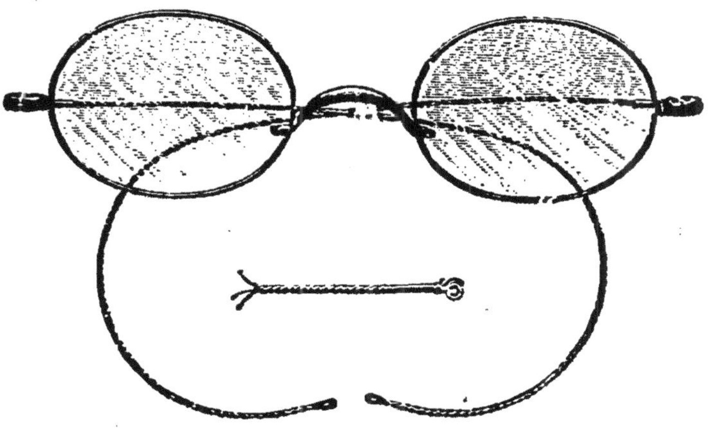

Fig. 12. — Lunettes à branches tressées, flexibles.

de l'autre sans modifier leur orientation (fig. 15) ou les

pince-nez à monture américaine, très soigneusement ajus-
tée sur le nez des personnes qui doivent les porter (fig. 16).

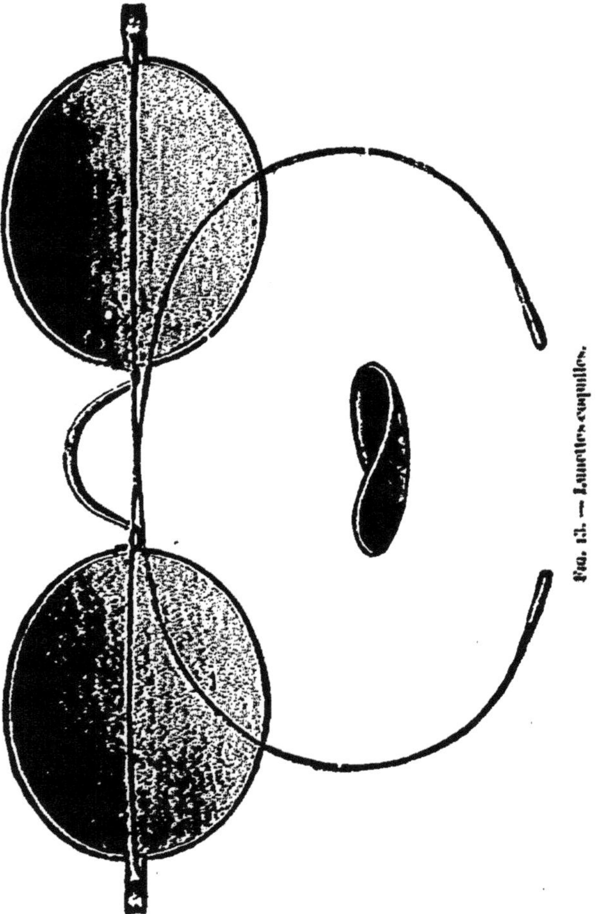

Fig. 17. — Lunettes coquilles.

On a combiné aussi des montures présentant à la fois les
modes de fixation du pince-nez et des lunettes (fig. 17),
mais elles sont peu employées en France.

Les faces à main (fig. 18) sont plutôt des prétextes à coquetterie que des instruments sérieux; ils ne sont utiles

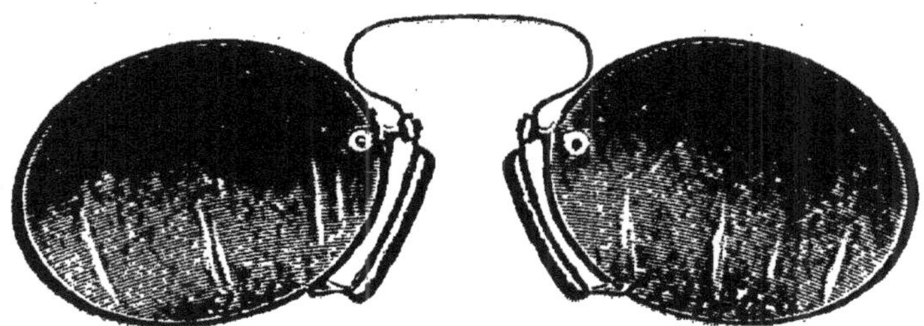

Fig. 14. — Pince-nez ordinaire.

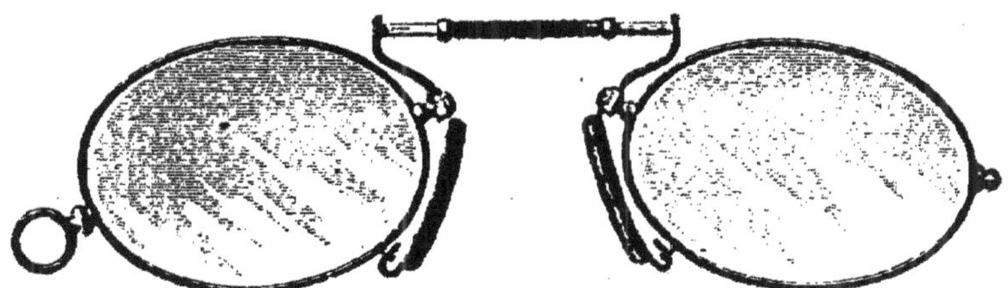

Fig. 15. — Pince-nez correcteur.

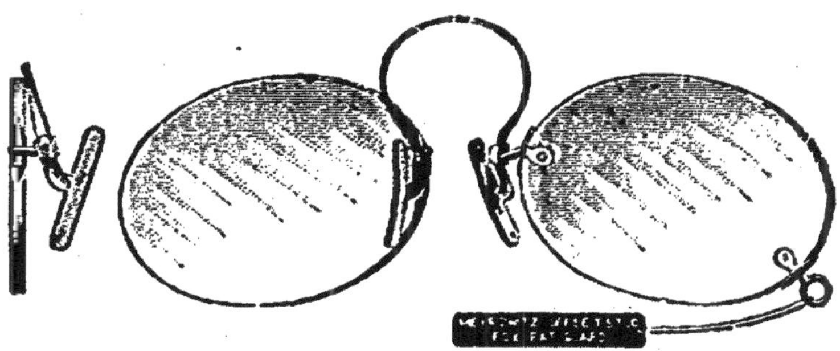

Fig. 16. — Pince-nez à monture américaine.

qu'aux personnes dont l'amétropie est assez peu marquée et n'a besoin d'être corrigée que pour préciser un contour, examiner quelque chose plus spécialement, etc.

Le monocle doit être rejeté, à cause de l'effort musculaire monolatéral qu'il exige de celui qui le porte (1).

Les amétropes que l'âge a rendus presbytes et dont l'accommodation est devenue insuffisante, et les opérés de cataracte chez qui elle est supprimée, ont besoin de verres différents pour voir les objets éloignés et les objets rapprochés : d'où l'obligation d'avoir avec soi deux paires de lunettes. On a imaginé divers dispositifs qui permettent de

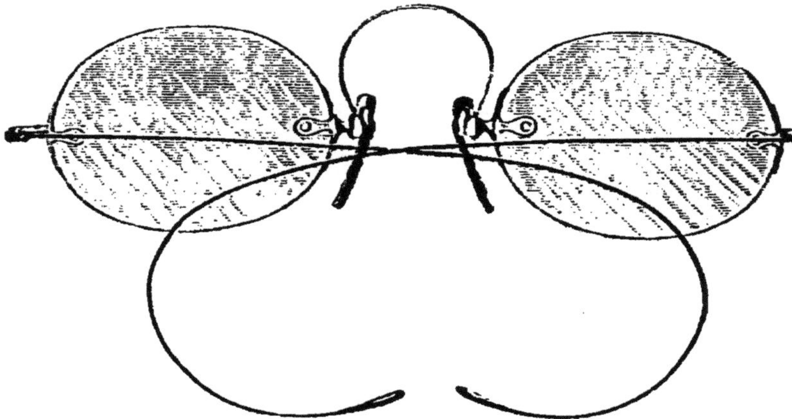

Fig. 17. — Pince-nez à branches de lunettes.

simplifier un peu ce matériel : par exemple, des lunettes, garnies de verres choisis pour permettre la vision à distance, sont munies en outre de verres convergents appelés *verres complémentaires*, qui peuvent se rabattre sur les premiers et, suppléant ainsi à l'insuffisance ou à l'absence de l'accommodation, font voir nettement les objets rapprochés (fig. 19).

---

1. On voit quelquefois le monocle vissé au bord du chapeau ou à la visière du képi, de façon à ce que le verre soit placé verticalement devant l'œil, ce qui supprime l'objection faite ci-dessus.

On emploie aussi dans les mêmes cir-
constances des *verres à double foyer :*
aujourd'hui, ces verres sont faits à peu
près toujours en adaptant par un collage,
à la partie inférieure des verres employés
pour la vision des objets éloignés, un petit
disque d'une courbure différente, choisie
convenablement pour la vision nette à
courte distance. L'expérience a montré,
en effet, qu'un disque de petite dimen-
sion suffit très bien pour la lecture et
qu'au contraire il est commode, pour regarder de loin, d'avoir un verre d'une
certaine étendue (¹) [fig. 20].

Les personnes qui ne se servent que
d'un œil peuvent retourner les lunettes
sur leur nez pour avoir devant l'œil
qu'elles emploient le verre plus ou moins
fort, suivant la distance à laquelle elles
doivent voir. Le nez en X s'applique très
bien à ce cas (fig. 10).

Les personnes qui sont obligées de regarder alternativement à plus de deux
distances différentes pourraient employer
des verres multifocaux fondés sur le même
principe : les pianistes peuvent porter des

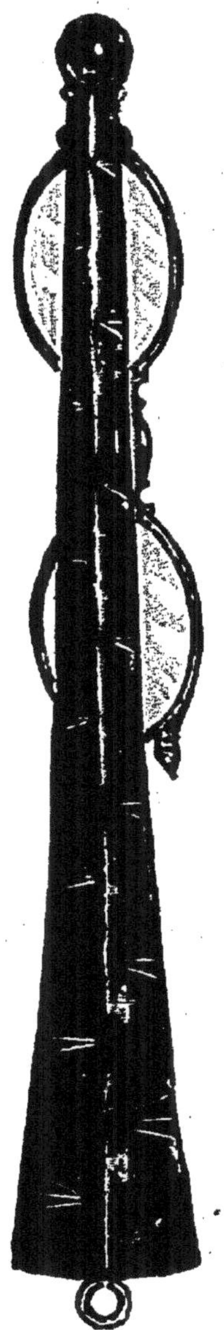

Fig. 18.— Face à main.

---

1. Les lunettes dites *à la Franklin* étaient faites en
juxtaposant deux moitiés de verres différents, le plus
convergent étant placé en dessous. Elles ont été inven-
tées par Benjamin Franklin, qui était légèrement myope
et à qui il fallait des verres concaves pour voir de loin et
des verres convexes pour voir de près (fig. 21).

Il nous semble intéressant de citer ces lignes de
Franklin : « Je porte constamment mes lunettes, et je
n'ai qu'à lever ou à baisser les yeux, selon que je veux

verres trifocaux (Fox), et, d'après Pansier, on a fabriqué à Lyon, il y a quelque cent ans, des verres quadrifocaux.

On peut rapprocher des verres bifocaux, auxquels ils ressemblent un peu par leur apparence extérieure, les *verres*

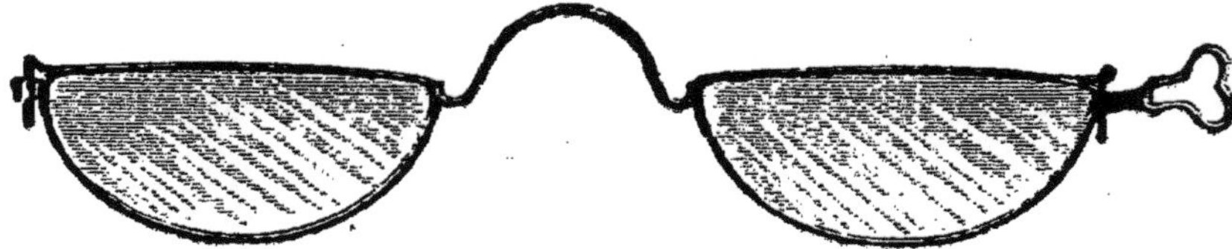

Fig. 19. — Verres complémentaires.

à facettes. Les verres à facettes, pour les personnes très myopes, portent au centre une facette circulaire creuse de 2 centimètres de diamètre environ; cette facette est suffi-

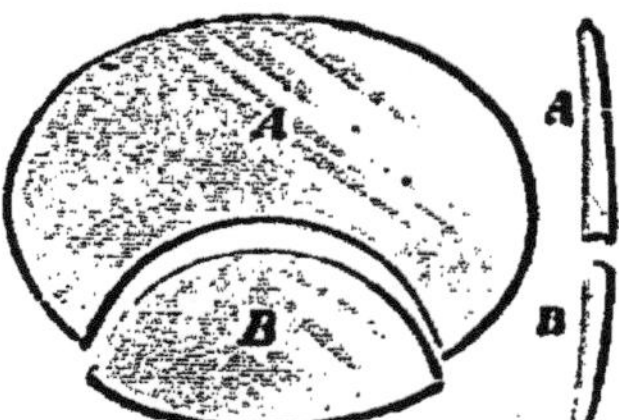

Fig. 20. — Verres bifocaux.

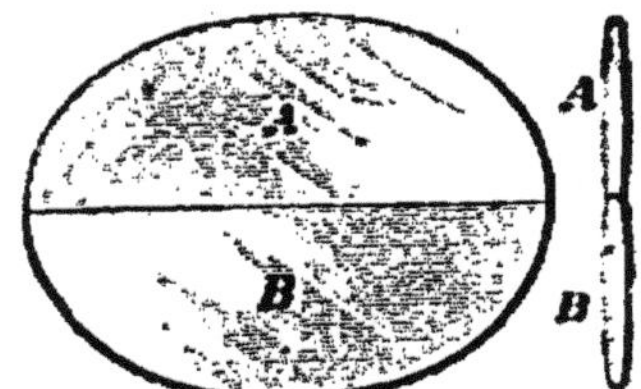

Fig. 21. — Verres à la Franklin.

samment large pour les personnes qui regardent par le milieu du verre; les bords sont plus ou moins plans et plus minces que pour la lentille ordinaire de même numéro; le verre est plus léger et se fait moins remarquer. Les yeux

voir de loin ou de près. Je trouve cela d'autant plus commode, depuis mon séjour en France, que les verres qui me conviennent le mieux à table pour voir ce que je mange ne peuvent me servir à voir les figures des personnes qui me parlent de l'autre côté de la table; car lorsque l'oreille n'est pas bien accoutumée aux sons d'une langue, le mouvement de la physionomie de celui qui parle aide à comprendre; ainsi je comprends mieux le français grâce à mes lunettes. »

très myopes à cause de leur longueur n'ont pas de bien grands mouvements dans l'orbite et la nécessité de regarder par le centre du verre n'est pas pour eux une nouvelle cause de gêne.

Les verres dits *en demi-lune* sont à conseiller à ceux qui, comme les peintres ou les écoliers, ont besoin de regarder alternativement avec et sans verres. Pour les myopes, on place le verre en haut; pour les hypermétropes et les presbytes, on le place en bas. Il faut en rapprocher les pince-nez à verres rectangulaires allongés, qui portent en Allemagne le joli nom de pince-nez libellules (*Libellenklemmer*).

Il convient, en général, que le pince-nez ou les lunettes soient bien équilibrés et que les deux verres soient à peu près de même poids, même si les verres prescrits sont de force différente; il y a lieu, dans ce cas, de leur donner l'épaisseur convenable.

Les *tireurs* emploient volontiers des verres ne présentant qu'une petite portion centrale transparente au milieu d'un champ dépoli, ou bien mettent des lunettes présentant à l'œil qui vise un diaphragme iris qu'on peut resserrer à volonté (fig. 22).

Stevenson a proposé en 1891, pour les *plongeurs*, des lunettes spéciales. Quand l'œil est plongé dans l'eau, l'effet

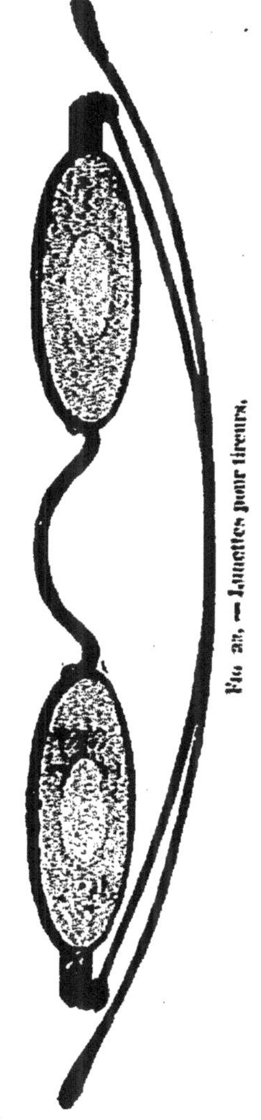

Fig. 22. — Lunettes pour tireurs.

réfringent de la surface cornéenne se trouve supprimé et l'œil emmétrope devient hypermétrope d'une quarantaine de dioptries. On peut compenser cet effet en plaçant devant l'œil un verre isolant une couche d'air dont l'effet, sous l'eau, donne cette convergence.

Le champ de vision nette est extrêmement petit : pour un œil lisant un texte placé à 3o centimètres, il atteint tout au plus l'ensemble d'un mot, mais l'œil est très facilement mobile et le regard parcourt rapidement tous les mots d'une même ligne. Ces mouvements rapides de l'œil nous sont si familiers que, le plus souvent, nous n'y faisons pas attention ; constamment nous remuons les yeux sans remuer la tête. Il est facile d'observer que les porteurs de lunettes ou de pince-nez n'ont pas, pour les mouvements de l'œil, un champ aussi étendu que les autres personnes et qu'ils sont obligés de recourir plus souvent à des mouvements de la tête.

Si l'œil est muni d'un verre solidaire avec le reste de la tête, il faudrait, pour que, dans les mouvements de l'œil seul, la vision restât bonne, que l'action du verre sur les rayons obliques à son axe fût sensiblement la même que son action sur les rayons normaux. Pratiquement, il n'en est pas ainsi et, si une lentille placée normalement aux rayons lumineux corrige l'amétropie d'un œil déterminé, cette amétropie sera surcorrigée par la même lentille placée obliquement. C'est pour cela que beaucoup de myopes, qui sont seulement sous-corrigés par leurs verres, prennent l'habitude de regarder un peu obliquement quand ils veulent distinguer plus nettement certains détails fins : les rayons leur arrivent alors comme s'ils avaient traversé une lentille de puissance plus grande. Cette variation de puissance n'est pas bien grande et pourrait généralement être corrigée par un léger changement dans l'accommodation ; elle n'est donc pas bien gênante. Ce qui l'est davantage, c'est que les faisceaux réfractés obliques à l'axe du verre sont toujours plus ou moins entachés d'astigmatisme, c'est-à-dire que le faisceau réfracté, si mince soit-il, n'est pas homocentrique, et ce défaut est d'autant plus marqué que l'angle des rayons lumineux avec la normale à la surface réfringente est plus grand (¹).

Si on emploie des ménisques, cet angle sera, toutes choses égales d'ailleurs, plus petit qu'avec les autres verres de même distance focale, et l'on pourra donner à l'œil de plus grands déplacements derrière le verre sans être gêné par les effets astigmatiques de la réfraction sous une incidence oblique. On leur a donné le nom de *verres périscopiques*.

Les verres toriques, dont la forme, plus que celle des verres cylindriques, se rapproche de celle des ménisques, peuvent être considérés comme étant les verres périscopiques des astigmates. Malheureusement, quand l'œil effectue des mouvements derrière le verre immobile, ses méridiens principaux se déplacent par rapport aux sections principales du verre et l'astigmate se trouve dans les mêmes conditions que s'il avait un verre mal orienté, sauf pour les mouvements qui laissent fixe un des méridiens principaux de son œil.

Les oculistes prescrivent encore, dans certains cas de diplopie, c'est-à-dire à des personnes qui voient double,

---

1. Un verre sphérique placé obliquement peut corriger l'astigmatisme de l'œil : c'est pour cela que certaines personnes trouvent avantage à regarder obliquement à travers des verres sphériques. Il va sans dire que des verres cylindriques ou toriques seraient préférables pour elles.

des verres prismatiques qui font voir les objets déviés dans la direction de leur arête. On conçoit aisément comment ces verres peuvent ramener la vue simple en fusionnant les images préalablement distinctes, à condition qu'ils soient bien orientés et que leur angle soit convenablement choisi. On n'emploie d'ailleurs que des prismes de petit angle ; comme l'indice du verre dont ils sont faits est très voisin de $\frac{3}{2}$, la déviation qu'ils impriment aux rayons lumineux est sensiblement égale à la moitié de leur angle. La combinaison des prismes aux verres sphériques conduit à l'emploi des *verres sphériques décentrés*, c'est-à-dire pour lesquels le centre optique ne coïncide pas avec le centre du verre : sans qu'il nous soit besoin d'insister, la simple inspection des figures 5 et 6 donnera à nos lecteurs une suffisante notion de l'action de ces verres convexes ou concaves prismatiques (¹).

Voici une règle approximative très simple donnée par M. Bull : le numéro du verre en dioptries, multiplié par le nombre de centimètres de sa décentration, donne sensiblement le numéro en degrés du prisme équivalent. Elle est utile à connaître si on veut déterminer la décentration nécessaire pour produire un effet prismatique connu ; et inversement elle permet de calculer immédiatement la déviation qui correspond à une mauvaise position d'un verre de lunettes. Par exemple, si une personne emploie un verre de 5 dioptries, décentré de $0^{cm},2$, elle est dans les mêmes conditions que si elle avait superposé à son verre convenablement centré un prisme de 1°.

Remarquons en passant que les muscles de nos yeux

---

1. Quand un verre cylindrique est décentré dans une direction autre que celle de son axe, il se produit un effet analogue.

compensent assez facilement des déviations dans le sens horizontal et beaucoup plus difficilement les déviations dans le sens vertical. Il est donc essentiel que le centrage vertical des verres soit exactement réalisé, et surtout que les deux verres aient leur centre sur une même ligne parallèle à celle qui passe par le centre des yeux.

Les personnes qui portent des verres pour la première fois ressentent souvent une gêne plus ou moins grande, qui peut se prolonger pendant un certain temps. Indépendamment des sensations agaçantes que donne le contact du pince-nez ou des lunettes à ceux qui n'en ont pas l'habitude, il y a les reflets sur la face postérieure du verre dus aux objets brillants qui se trouvent derrière la tête; au bout de quelque temps, on n'est plus gêné par eux.

Certaines personnes ont l'impression qu'elles regardent à travers des cercles, mais c'est aussi une impression passagère.

Si on se sert de verres concaves, les objets regardés à travers la partie périphérique peuvent sembler doubles : on les voit à travers le verre, qui les rejette en dedans, et on les voit en dehors du verre. Si on se sert de verres convexes, les objets vus à travers leurs bords paraissent rejetés en dehors et il y a une zone d'objets qui ne sont pas distingués. Ces inconvénients disparaissent quand on a pris l'habitude de regarder les objets en face.

Les verres convexes font paraître les objets plus gros, les verres concaves les font paraître plus petits, et cela d'autant plus qu'ils sont plus éloignés de l'œil. Ce résultat est à rapprocher de ce qui a été dit page 12.

Tout ce que nous avons dit jusqu'à présent concernait les *amétropies symétriques* (hypermétropie, myopie, presbytic) et *l'astigmatisme régulier*. Par la correction des amétropies symétriques, on obtient le plus souvent l'acuité visuelle normale ; il n'en est plus de même pour l'astigmatisme régulier : l'acuité obtenue après correction dépasse rarement les $\frac{2}{3}$ de l'acuité normale. Pour *l'astigmatisme irrégulier*, les résultats sont beaucoup moins satisfaisants. Lorsqu'il est causé par des irrégularités de courbure de la cornée, on peut y remédier par l'emploi des *verres de contact*, petites coupoles de courbure donnée qu'on applique contre la cornée par l'intermédiaire d'une couche liquide, telle que de l'eau salée ou de l'eau sucrée, ou plus simplement les larmes. L'idée première en remonte à Herschell (1827). Le port de ces verres augmente notablement l'acuité visuelle, mais l'œil les supporte assez mal et les phénomènes d'irritation forcent le patient à les enlever assez vite, quelquefois au bout d'une demi-heure. On cite le cas de Lohnstein, dont les yeux étaient atteints de kératocone, c'est-à-dire que les parties centrales des cornées formaient des saillies ayant conservé la transparence, la vision n'étant troublée que par le changement entraîné par cette saillie dans la dioptrique de l'œil. Lohnstein se servait d'une sorte de boîte remplie d'eau salée, qu'il appliquait contre son œil et dont la face antérieure était garnie d'un verre plan-convexe assez fort. Il pouvait porter cet *hydrodiascope* jusqu'à huit heures par jour et son acuité visuelle, qui, avec un verre concave de — 8 dioptries, n'était que $\frac{1}{8}$ de l'acuité normale, s'élevait à $\frac{2}{3}$ quand il usait de son appareil.

Le trou *sténopéique*(¹), qui ne laisse entrer dans l'œil

---

1. Le trou sténopéique est un trou très fin percé dans une mince feuille opaque de carton ou de métal.

qu'un pinceau très étroit de rayons lumineux, permet de donner aux images rétiniennes fournies par un œil optiquement défectueux une certaine netteté. Il faut signaler comme agissant dans le même sens les lunettes dont le docteur Heilbron a proposé l'emploi et qui consistent en disques opaques perforés d'un certain nombre de trous (fig. 23).

On fait parfois jouer à la monture des verres de lunettes un rôle orthopédique : pour remédier, par exemple, à la chute paralytique de la paupière supérieure (ptosis), on peut employer les lunettes de Goldzieher ou de Kaufmann ;

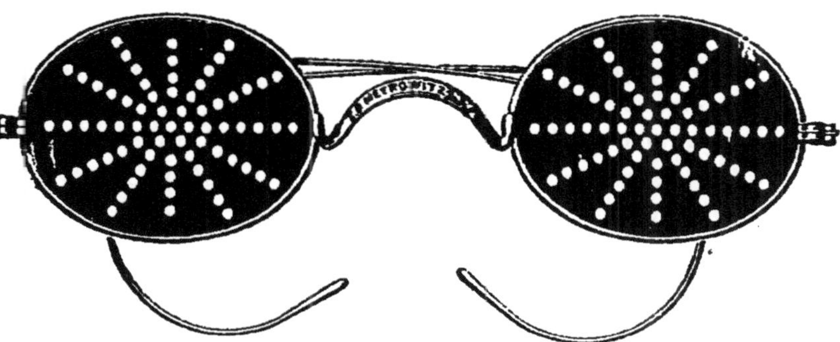

Fig. 23. — Lunettes du docteur Heilbron.

au bord supérieur de la monture se trouve fixé un ressort qui vient appuyer en dessous de l'arcade sourcilière, pour empêcher la paupière de tomber. On peut recommander aussi des lunettes orthopédiques quand le bord des paupières a tendance à s'enrouler à l'intérieur (entropion) et que les cils viennent irriter la cornée, ou dans les cas où le voile palpébral relâché (blépharochalasis) vient couvrir le globe comme dans le ptosis.

On faisait porter autrefois, pour le *strabisme,* des lunettes dont les verres étaient dépolis, sauf sur une petite région centrale, ou même quelquefois de simples coquilles de noix percées d'un trou : l'emploi de ces *louchettes* est aujourd'hui complètement abandonné.

On a proposé de donner aux enfants qui se penchent trop sur leur travail des lunettes dans lesquelles un volet se rabat automatiquement devant les yeux quand l'enfant incline trop la tête en avant.

Je voudrais, en terminant, donner à mes lecteurs deux conseils auxquels j'attache la plus grande importance. Je sais bien que le premier sent un peu son *monsieur Josse*, sous la plume d'un oculiste, et que le second est infiniment banal, mais je sais aussi qu'ils ne sont pas superflus, et c'est ce qui me décide à les formuler.

Le premier, c'est de n'acheter de verres correcteurs qu'après avoir pris, à ce sujet, l'avis de quelqu'un de compétent, qui puisse démêler les indications à remplir dans chaque cas particulier et encourager les patients à persévérer dans l'emploi des lunettes prescrites, si, au début, elles ne semblent pas donner tout le bénéfice qu'ils sont en droit d'en attendre [1].

Le second, c'est de *tenir soigneusement propres les verres de lunettes ou de pince-nez* en les essuyant de temps en temps avec un mouchoir un peu fin, après avoir condensé à leur surface un peu de vapeur d'eau, en soufflant dessus, par exemple. On oublie trop souvent que les moindres poussières adhérentes peuvent gêner la vision et qu'elles se

---

1. On prête à l'un des maîtres de l'ophtalmologie cette boutade amusante :
« N'achetez jamais de verres chez l'opticien sans une ordonnance d'oculiste, ou alors demandez au marchand l'engagement formel sur papier timbré d'élever un petit chien pour le mettre à votre disposition quand ses verres vous auront rendu aveugle. »

collent facilement aux verres, surtout quand la surface en
est ternie par une trace de matière grasse : c'est pour cela
qu'il ne faut toucher les verres que par leurs bords et ne
jamais appliquer les doigts sur leurs faces. Quand on ne se
sert pas des verres, on doit les placer dans leur étui protec-
teur, pour éviter d'en abîmer la surface; ceci est surtout
important pour les verres convergents un peu forts, notam-
ment ceux que portent les opérés de cataracte, qui, à cause
de leur convexité, sont plus exposés à se rayer. Il n'est pas
rare d'en voir dont la partie centrale, la plus importante au
point de vue optique, est toute striée et qui naturellement
ne rendent plus de bons services à ceux qui les portent.

TABLE DES MATIÈRES

Nancy, impr. Berger-Levrault et Cⁱᵉ